Marina Kähne

„Ich hatte doch nie zu hohen Blutdruck ..."

Wie Frauen ab 40

Hypertonie erfolgreich bekämpfen

Impressum

Bibliografische Information der Deutschen Nationalbibliothek:

Die Deutsche Nationalbibliothek verzeichnet diese Publikation in der Deutschen Nationalbibliografie; detaillierte bibliografische Daten sind im Internet über http://dnb.dnb.de abrufbar.

© 2017 Marina Kähne, http://www.abvierzig.de

Herstellung und Verlag: BoD – Books on Demand, Norderstedt

ISBN: 978-3-7448-3413-1

Inhaltsverzeichnis

Vorwort

Ich bin 52 Jahre alt und gesund. Das war nicht immer so. Die ersten 40 Jahre meines Lebens habe ich zwar mit einem normalen bis niedrigen Blutdruck verbracht. Die darauffolgenden zehn Jahre war ich dann aber plötzlich und unerwartet Bluthochdruck-Patientin. Die nächsten 40 Jahre werde ich mit normalem Blutdruck leben. Das habe ich mir versprochen. Das habe ich vorbereitet. Und das werde ich auch einhalten.

Bluthochdruck ist eine Zivilisationskrankheit. Das sage ich mir ständig. Das heißt nichts weiter, als dass er durch meine schlechten Lebensgewohnheiten entstanden ist. Aber schlechte Angewohnheiten kann man sich wieder abgewöhnen. Das muss man im Leben ständig. Oft schon musste ich meine Lebenssituation überdenken. Sie sicherlich auch. Erst das lässt uns alle zu kompletteren und selbstbestimmten Menschen werden.

Genau das ist der gute Ansatz. Wir wollen alle selbst über unser Leben und unsere Gesundheit bestimmen. Der Gedanke, abhängig von Ärzten und Medikamenten zu sein, Unmengen an Tabletten zu schlucken und im Alter dann doch an einem Herzinfarkt oder Schlaganfall zu sterben, ist uns ein Graus.

Wir wollen eigentlich ewig gesund und fit sein – und tun dennoch leider kaum etwas dafür.

Sicher, wir achten hier und dort mal auf gesundes Essen, steigen gelegentlich aufs Fahrrad oder gehen eine Runde um den Block, weil wir wegen unserer Gesundheit ein schlechtes Gewissen haben.

Aber eigentlich sind wir wenig konsequent bei unserer Gesundheit. Umso zielstrebiger sind wir im Job und beim Geld verdienen. Da möchten wir Verantwortung übernehmen, wollen gefragt werden, legen uns richtig ins Zeug.

Warum eigentlich? Weil Geld und Job uns Gesundheit bescheren? Wohl eher nicht. Wenn Gesundheit sich mit klingender Münze und Krankheit sich mit roten Zahlen bemerkbar machen würde, hätte Gesundheit unsere ungeteilte Aufmerksamkeit. Leider ist es aber nicht so. Gesundheit ist kein Finanzsystem. Oder doch?

Wir investieren am Anfang und bekommen später die Rendite? Klingt plausibel. Wenn wir nicht investieren, bekommen wir später auch nichts heraus. Warum haben wir dieses Prinzip eigentlich beim Geld verstanden aber nicht bei unserer Gesundheit? Weil Geld Gesundheit kaufen kann? Das glaubt doch heutzutage keiner mehr. Woran also liegt es?

Antworten darauf habe ich viele gefunden. Das werden Sie auch, wenn Sie Ihre Lebensgeschichte mit meiner vergleichen.

Vielleicht kommt Ihnen die eine oder andere Episode vertraut vor. Dann kommen Sie sicherlich zu dem gleichen Resultat wie ich und investieren in Ihre Gesundheit. Es ist einfacher, als Sie denken. Glauben Sie mir.

Ich wünsche Ihnen viel Spaß beim Lesen und viel Erfolg auf Ihrem Weg zu einem normalen Blutdruck!

Marina Kähne

Wie alles begann

Ich hatte immer zu niedrigen Blutdruck. Im Wachstum und in der Pubertät war er sogar zeitweise mit 90 zu 60 so niedrig, dass mir schwindelig wurde und ich morgens beim Zähneputzen einfach umfiel.

Um mir nicht noch mehr blaue Flecken oder ernsthafte Verletzungen zuzuziehen, ging ich zu einem Internisten. Doch dieser winkte ab und meinte, niedriger Blutdruck sei nicht so dramatisch. Er sei immerhin weitaus besser als zu hoher.

Da war ich mir als Jugendliche nicht so sicher. Viel schlimmer erschien es mir, schlapp und taumelig zu sein und morgens nicht so richtig aus dem Bett zu kommen. Deshalb wünschte ich mir insgeheim hohen Blutdruck, denn den hatte meine Mutter auch. Und sie war im Gegensatz zu mir immer quirlig und aufgedreht, nicht so ein Schlaffi wie ich. Und mit den paar Tabletten, die sie nahm, schien sie ihn auch problemlos im Griff zu haben.

So dachte ich mir das damals. Immerhin gab auch mir der Arzt ein Medikament, ein paar blutdruckfördernde Tropfen, und damit ging es mir fortan ganz gut.

Irgendwann habe ich die Tropfen dann scheinbar nicht mehr gebraucht, denn ich erinnere mich, dass ich sie nicht besonders lange nahm. Vermutlich hatten die Hormone in der Pubertät das ihre dazu beigetragen und den Blutdruck und das Herz-Kreislauf-System stabilisiert. So vermutete ich es jedenfalls, denn wie gesagt, Blutdruck war in unserer Familie kein Thema.

Wie die meisten jungen Frauen nahm ich ab dem ersten „richtigen" Freund dann die Pille. Mir war nie bewusst, dass die Pille den Blutdruck erhöhen könnte.

Ich denke, dass ist auch heute noch nicht allen Frauen klar. Im Prinzip ist es auch kein Problem, wenn man wie ich damals eine Frau mit eher niedrigem Blutdruck ist. Das Vertrackte ist nur, dass man nicht merkt, wie sich der Blutdruck im Zuge des Älterwerdens langsam verändert.

Bei mir ging es schleichend. Ich habe lange Zeit überhaupt nicht bemerkt, dass meine Werte nun statt viel zu niedrig deutlich zu hoch waren. Da ich auch selten krank und noch seltener beim Arzt war, fiel die Blutdruckzunahme überhaupt nicht auf. Auch war es bei den Ärzten eher unüblich, bei Patienten unter 40 automatisch den Blutdruck zu messen.

Die einzige, die mich überhaupt einmal darauf ansprach, war meine Gynäkologin. Sie hatte in ihrer Praxis eingeführt, dass ihre Mitarbeiterinnen immer gleich zu Beginn der Untersuchung bei jeder Patientin den Blutdruck maßen und dann auch noch einmal nach der Behandlung mit zehnminütiger Wartezeit. Wenn beide Werte zu hoch waren, bat sie einen noch einmal zu einem Gespräch in ihr Behandlungszimmer.

Bei mir waren die Werte immer an der Grenze, so dass ich sie eher auf meine Anspannung während des Arztbesuches schob als auf eine dauerhafte Erkrankung.

Ich ging damit erst einmal nicht zum Internisten, denn insgesamt fühlte ich mich völlig gesund. Ich hatte doch nie zu hohen Blutdruck, nur immer zu niedrigen. Dass man Bluthochdruck nicht bemerkt und er deshalb auch „silent killer" genannt wird, erfuhr ich erst viel später.

Die ersten Symptome

Als ich mit Anfang vierzig das zweite Mal heiratete, war ich aufgeregt und kribbelig – so, wie es sich gehörte, fand ich. Auch, dass dieses kribbelige Gefühl nie mehr ganz verschwand und sich sogar verstärkte, wenn ich still auf dem Bett lag, fand ich nicht weiter schlimm. Ich war eben energiegeladen und bereit für einen neuen Lebensabschnitt. Der sollte ja angeblich mit 40 sowieso beginnen. Warum also nicht auch mal auf angenehme Art? Gegen ein ständiges Hochgefühl und Schmetterlinge im Bauch hatte ich nichts einzuwenden.

Bis ich dann auch nachts keine Ruhe mehr fand. Der Körper schien ständig leise zu vibrieren, wie sanft unter Strom gesetzt. Auch hatte ich das Gefühl, dass es im Brustkorb blubberte, wie Seifenblasen, die anschwollen und zersprangen. Das fühlte sich unangenehm an, allerdings auch nicht beängstigend.

Trotz allem erzählte ich meinem Mann davon. Eigentlich tat ich es, um mich selbst zu beruhigen und in der Hoffnung, er würde sagen, das sei normal und er habe das auch öfter mal. Stattdessen kaufte er mit besorgtem Gesicht sofort ein Blutdruckmessgerät – glücklicherweise konnte er damals Zusammenhänge besser und schneller erfassen als ich.

Er war Biologe und hinterfragte weitaus öfter die Dinge als ich es tat. Das war lebenswichtig für mich.

Die Blutdruckmessung war erschreckend. Im Ruhezustand, also ohne Anstrengung still auf dem Bett liegend, hatte ich einen Wert von 190 zu 120. Ich war wirklich geschockt. Das hatte ich keinesfalls erwartet. Es deckte sich auch nicht mit meinem eigenen Körpergefühl.

Dass etwas nicht stimmte, war schon klar. Dass allerdings etwas in diesem Ausmaß nicht in Ordnung war, hätte ich nicht für möglich gehalten.

Wie viele andere Frauen auch war ich immer der Meinung, gut mit meiner Gesundheit umzugehen und auch ein Gefühl dafür zu haben, ob alles mit meinem Körper in Ordnung war oder nicht. Eher war ich der Meinung, mein Mann würde nicht genügend auf sich achten und fühlte mich als der Gesundheitsmanager in unserer Beziehung. Und nun das!

Wir wiederholten die Messung in Abständen noch zweimal. Die Werte wurden immer höher. Der obere lag jetzt bei 200, der andere bei 130.

Unnötig zu sagen, dass ich mich immer mehr hineinsteigerte. Ich wurde langsam panisch. Mein Kopf brummte. Am liebsten hätte ich einen Notarzt gerufen. Bilder von Herzinfarktpatienten und Schlaganfall-Gelähmten rasten mir durch den Kopf. Meinem Mann gelang es kaum, mich zu beruhigen.

Schließlich wandte er einen kleinen Trick an. Um den Druck in meinem Kopf zu verringern, drückte er wenige Minuten lang mit dem Finger kräftig auf den Mittelpunkt zwischen meinen Augenbrauen. Es klappte. Der Druck ließ nach und mit ihm auch meine Panik.

Ich wurde ruhiger und konnte auch einschlafen. Beim Aufwachen war der Blutdruck zwar immer noch zu hoch, aber nicht mehr so extrem wie vorher. Am selben Tag noch ging ich zum Arzt.

Diagnose Hypertonie

Da ich mit meinem Blutdruck in den Bereich der Hypertonie dritten Grades fiel, war sofortiges Handeln notwendig, wie mir der Arzt erklärte. Normal wäre ein Blutdruck zwischen 120 mmHg im systolischen und 80 bis 84 mmHg im diastolischen Bereich.

Da weder der Begriff systolisch noch diastolisch mir viel sagte, holte der Arzt mit seinen Erklärungen etwas weiter aus. Ich erfuhr, dass man als systolisch den Druck bezeichnet, der in den Gefäßen herrscht, wenn das Herz gerade pumpt. Der diastolische ist der Druck zwischen den einzelnen Herzschlägen.

Gemäß der offiziellen Tabelle der World Health Organisation (WHO), also des Koordinators der Vereinten Nationen für das Gesundheitswesen, beginnt Hypertonie ab einem systolischen Wert von 140 mmHg und einem diastolischem Wert über 90 mmHg. Im Laufe der letzten Jahrzehnte wurde dieser Wert mehrfach aufgrund neuer wissenschaftlicher Untersuchungen korrigiert.

Der optimale Blutdruck von 120 zu 70 mmHg gilt als sehr strenger Wert und darf nach dem heutigen Kenntnisstand durchaus leicht überschritten werden, ohne dass eine medikamentöse Behandlung notwendig ist. Darüber gibt es dann noch die Einstufung als „hochnormal", die ebenfalls nicht als behandlungsbedürftig gilt und bei Werten von 139 zu 89 endet.

Ab 140 zu 90 spricht man von Bluthochdruck, wissenschaftlich Hypertonie genannt, in diesem Fall ersten Grades.

Die Hypertonie ist in mehrere Grade unterteilt. Der zweite Grad liegt bei 160 zu 100, der dritte ist dann ab 180 zu 110 erreicht. Dieser erfordert, wie auch in meinem Fall, sofortige blutdrucksenkende Maßnahmen, meist gleich in Form von Medikamenten.

Moderate Schwankungen sind beim Blutdruck allerdings normal. Beispielsweise ist der Druck im Winter meist höher als im Sommer, weil die Gefäße sich zusammenziehen, um keine Wärme zu verlieren. Auch in der Nacht, wenn man schläft, ist der Blutdruck normalerweise niedriger, weil man entspannt ist und keine Stresshormone produziert.

Ebenso kann es in Anspannungssituationen, wie bei der Blutdruckmessung beim Arzt, zu erhöhten Werten kommen. Dies nennt man Weißkittel-Syndrom, weil man aufgeregt ist und deshalb der Blutdruck automatisch ansteigt.

Das Weißkittel-Syndrom hatte ich fortan jedes Mal, wenn ich zum Arzt ging. Aus lauter Angst, er würde wieder schreckliche Werte messen, war ich angespannt und aufgeregt.

Klugerweise lenkte mein Arzt mich immer mit Belanglosigkeiten und Small Talk ab, bevor er mir die Messmanschette umlegte.

Er war eben ein alter Hase in seinem Geschäft und hatte überdies unzählige Bluthochdruck-Patienten, wie er mir berichtete. Bluthochdruck war inzwischen eine Volkskrankheit, und wir Deutsche waren Meister darin.

Ein Drittel aller Deutschen betroffen

Was ich noch vom Arzt sowie später durch Recherchen und Gespräche mit anderen Betroffenen erfuhr, war erschreckend.

Bereits mehr als 30 Prozent aller Deutschen leiden an Bluthochdruck, Tendenz steigend. Und diese Zahl ist nur die Spitze des Eisbergs.

Viele Menschen, die an Bluthochdruck leiden, wissen es nicht einmal. Die Dunkelziffer liegt bei 20 bis 30 Prozent. Denn Bluthochdruck ist nicht immer auf Anhieb bemerkbar, so wie auch anfangs in meinem Fall.

An Bluthochdruck erkrankte Freunde und Nachbarn erzählten mir ebenfalls, dass er sich bei ihnen ohne anfängliche negative Symptome eingeschlichen hatte: Sie fühlten sich zunächst energiegeladen und aufgeputscht, mit einem leichten Kribbeln im Körper, als hätten sie Schmetterlinge im Bauch.

Erst später kehrte sich das Gefühl in Flatterigkeit und Nervosität um. Die Schmetterlinge wurden zu Ameisen, die scheinbar über den ganzen Brustkorb liefen. Das war dann meist auch der Zeitpunkt, an dem sie wie ich einen Arzt aufsuchten.

Die Risiken des Bluthochdrucks

Mir ist inzwischen bewusst, dass Bluthochdruck eine lebensbedrohliche Krankheit ist.

Geht man alleine von den Todeszahlen aus, so ist er eine der gefährlichsten Krankheiten in Deutschland überhaupt. Jedes Jahr sterben bei uns 150.000 Menschen an seinen Folgen. Das sind mehr als 18 Prozent aller Todesfälle.

Darüber hinaus sind die gesundheitlichen Folgen und Risiken eines hohen Blutdrucks enorm. Er ist der größte Risikofaktor für Herz-Kreislauf-Erkrankungen und kann im schlimmsten Fall zu einem Schlaganfall oder Herzinfarkt führen.

Neben diesen lebensbedrohlichen Erkrankungen, an denen hierzulande die meisten Menschen sterben, verursacht Bluthochdruck noch eine weitere Anzahl an Leiden, die die Lebensqualität stark einschränken. Er schwächt das Herz und begünstigt Ablagerungen in den Gefäßen, die sogenannte Arteriosklerose. Darüber hinaus können durch den hohen Druck die Nieren geschädigt werden, bis hin zu Nierenversagen – ein ebenfalls lebensbedrohlicher Zustand.

Außerdem kann Bluthochdruck zu Schäden an der Netzhaut der Augen führen. Die Netzhaut des Auges kann sich ablösen. Im schlimmsten Fall kann man erblinden.

Sind wir Frauen besonders betroffen?

Wenn ich mich in meinem Umfeld bei den 40- bis 60-Jährigen umhöre, scheint es mir, als seien Frauen stärker von Bluthochdruck betroffen als Männer.

Das stimmt aber nicht ganz. Vermutlich reden Frauen nur offener darüber. Die Statistik zeigt, dass Frauen bis zur Menopause erst einmal weniger von Bluthochdruck betroffen sind als Männer. Vor den Wechseljahren sind Frauen durch das weibliche Geschlechtshormon Östrogen geschützt. Es senkt den Blutdruck und verhindert somit auch Herz-Kreislauf-Erkrankungen.

Wenn aber mit den Wechseljahren die Hormone schwanken und der Östrogenspiegel sinkt, fällt diese wichtige Schutzfunktion weg. Dann entstehen unter Östrogen-Einfluss, zum Beispiel durch Hormonersatztherapie, sogar gefäßverengende Stoffe, die den Blutdruck erhöhen. Zur gleichen Zeit steigt der Spiegel des männlichen Hormons Testosteron.

Es wird vermutet, dass Testosteron einen Einfluss auf die Funktion der Nieren hat und sich diese wiederum auf den Blutdruck auswirkt. Außerdem bewirkt es, dass viele Frauen mehr Fett am Bauch ansetzen.

Ich muss gestehen, dass es auch bei mir so war. Ab Anfang 40 fiel es mir nicht mehr so leicht abzunehmen wie bisher. Besonders am Bauch bildete sich ein immer üppigerer Speckgürtel. Leider ist gerade dieses Bauchfett ein besonders gefährliches Fett. Es produziert Hormone, die zum einen hungrig machen und außerdem noch dafür sorgen, dass der Blutdruck steigt. Besonders gefährlich ist es, wenn man vor der Menopause schon übergewichtig ist. Dann steigt die Wahrscheinlichkeit, an Bluthochdruck zu erkranken, deutlich an.

Das war bei mir zwar nicht der Fall, aber von Bluthochdruck blieb ich auch nicht verschont. Dafür hätte ich eher auf andere Faktoren achten müssen wie Alkohol, die Pille, zu wenig Bewegung und die letztendlich doch schleichende konstante Gewichtszunahme in der Menopause. Hinzu kam bei mir wie bei vielen Frauen, dass die Wechseljahre und der gedanklich damit verbundene neue Lebensabschnitt Ängste und negativen Stress auslösten. Das treibt den Blutdruck dann noch einmal zusätzlich in die Höhe.

Übrigens haben spätestens ab dem 60. Lebensjahr die Frauen die Männer beim Bluthochdruck überholt. Dann sind tatsächlich wir Frauen besonders betroffen.

Was tun gegen Bluthochdruck?

Mir persönlich war es erst einmal wichtig vom Arzt feststellen zu lassen, ob mein Bluthochdruck eine organische Ursache hat, wie beispielsweise eine Nieren- oder Nebennierenerkrankung.

Dies ist zwar nur bei etwa jedem zehnten Patienten der Fall und meist gibt es dann auch weitere konkrete Symptome. Aber es war nicht ausgeschlossen und immerhin könnte man dann gleich mit einer gezielten Behandlung beginnen.

Bei mir war es aber wie bei neun von zehn anderen Patienten auch: Der Arzt konnte keine organische Ursache für meinen erhöhten Blutdruck finden.

So erhielt ich erst einmal ein Medikament zur Blutdrucksenkung, um dem Körper möglichst schnell diesen gefährlichen Druck zu nehmen. Das ist bei derart hohem Blutdruck auch ganz wichtig: Erst mal herunter mit dem Druck und nicht abwarten.

Inzwischen gibt es über 500 Wirkstoffe und entsprechend viele Blutdrucksenker. Der Arzt muss zunächst austesten, welches am besten anschlägt. Das Medikament kann man später wieder reduzieren oder sogar ganz absetzen, wenn man seine Lebensumstände geändert hat. Aber anfänglich ist es lebenswichtig.

Ich weiß aus Gesprächen mit Freunden, dass viele ihre verschriebenen Medikamente nur kurz und dann gar nicht mehr einnehmen, obwohl sie ansonsten gar nichts für einen guten Blutdruck tun. Sie werfen ihre Tabletten einfach in den Müll.

Manchmal geschieht es aus Euphorie, weil sie glauben, dass die ersten paar Tabletten ihren Bluthochdruck schon geheilt haben und sie nun weiter nichts mehr für ihre Gesundheit tun müssten. Oft aber auch, weil sie das Absinken ihres Blutdrucks unterschwellig als unangenehm empfinden. Sie fühlen sich mit den Tabletten gedämpfter und weniger quirlig, wie es vorher mit hohem Blutdruck der Fall war.

Das ist eine große Fehleinschätzung. Der Zustand mit Tabletten ist der eigentliche Normalzustand. So fühlt sich der Körper an, wenn er nicht unter Dauerdruck steht. Die scheinbare Lebendigkeit und Tatkraft vorher war nur übersteigerter Aktionismus, mit dem der Körper versuchte Schritt zu halten.

Dass es nun auch gilt, den Lebensstil entsprechend zu ändern, versteht sich eigentlich von selbst. Doch genau dies wollen viele nicht wahrhaben. Es ist einfacher, jeden Morgen eine Tablette zu schlucken, als sich mit den Ursachen der Krankheit auseinanderzusetzen.

Denn eine Ursache hat ein hoher Blutdruck immer, auch wenn er ärztlicherseits als „ohne organischen Befund" eingestuft wird.

Mir reichte diese Aussage jedenfalls nicht. Ich wollte auf Dauer wieder weg von den Tabletten, meinen Körper wieder gesunden lassen.

Denn krank war er, daran gab es keinen Zweifel. Lebensbedrohlich krank sogar, verschleiert nur durch winzige Tabletten.

Ursachen für hohen Blutdruck

Erbliche Vorbelastung oder hormonelle Veränderungen sind sicherlich Einflussfaktoren für hohen Blutdruck. Der ganz entscheidende Faktor sind sie jedoch nicht. Das ist eindeutig der persönliche Lebenswandel. Und der ist bei den meisten von uns verbesserungsbedürftig.

Das wissen wir auch, wir geben es nur nicht gerne zu. Und vor allem: Es erscheint uns zu mühselig, etwas daran zu ändern. Lieber schlucken wir Tabletten und ignorieren jedes Warnsignal unseres Körpers. Dass wir damit nicht die Ursache bekämpfen, verdrängen wir erfolgreich. Das habe ich auch so gemacht.

Mit Anfang 40 war ich in meinem Job gut etabliert. Ich arbeitete bei einem großen Unternehmen, verdiente ordentlich, war erfolgreich – und machte wie alle anderen auch ständig Überstunden.

Es schien mir, als würde die Arbeit immer mehr werden. Was früher leicht von der Hand ging, war jetzt zäh und mühselig. Anfangs machte ich neue Softwaresysteme, undurchsichtige Anweisungen meines Chefs oder die schlechte Zuarbeit von den Kollegen dafür verantwortlich. Aber insgeheim erkannte ich schon bald, dass ich langsamer geworden war. Und unzufriedener mit mir selbst.

Mit Ende 40 sah ich in vielen jungen Kollegen oft Besserwisser und Karrierefixierte, die eigentlich mit meiner Erfahrung nicht mithalten konnten aber ständig alles anders machen wollten. Ich merkte, wie ich mich innerlich zusammenballte und ärgerte. Nach außen gab ich mich betont ausgeglichen und kollegial, aber wenn ich nach Hause kam, schimpfte ich wie ein Rohrspatz über all diese Deppen, die mir das Leben so schwermachten.

Mein Mann konnte den ganzen Sermon bald schon nicht mehr hören. Als Selbständiger hatte er seine eigenen Hochs und Tiefs zu verarbeiten, aber die erschienen mir gar nichts im Vergleich zu meinen.

Zur Entspannung gab es deshalb abends bald in schöner Regelmäßigkeit ein Glas Wein oder einen Malt Whisky, gerne auch mit einem Bier oder auch mal eines mehr. Außerdem belohnten wir uns öfter für den ganzen Frust mit einem Besuch beim Griechen, beim Italiener oder im Steakhaus. Wir wollten es uns einfach gut gehen lassen und einen Ausgleich zu dem ganzen Stress auf der Arbeit schaffen.

Das ging natürlich, wie man sich leicht vorstellen kann, nach hinten los. Ich wurde dicker und dadurch noch unzufriedener. In meinen weiten Klamotten fand ich mich unattraktiv und tuntig.

Ich schwitzte mehr und scheuerte mir im Sommer die Haut an der Innenseite der Oberschenkel auf, weil sie aneinander rieben.

Und dann waren da zu meinem Ärger noch die jungen, schlanken Kolleginnen oder die Gleichaltrigen, die sich mehr im Griff zu haben schienen als ich. Denen dichtete ich an, keinen Lebensspaß zu haben und überhaupt keine Genussmenschen zu sein.

In gewisser Hinsicht stimmte das vielleicht auch. Ich vergaß dabei aber, dass Genuss und Spaß am Leben nicht mit Übergewicht und Bluthochdruck einhergehen müssen.

Möglicherweise waren zwar die älteren Schlanken schlechter ernährt als ich, weil sie sich kasteiten oder die Jüngeren nur schlank, weil ihnen ihr jugendliches Alter schlechtes Essen verzieh. Aber ich selbst machte es auch nicht richtig. Ich war zwar keinesfalls einseitig ernährt und aß auch viel Gesundes, aber von allem eben immer deutlich zu viel.

Ernährung – ohne Kompromisse?

Aus meiner Sicht ist die Ernährung der wichtigste Faktor bei der Senkung des Blutdrucks.

Wenn man sich vor allem mit Obst, Gemüse oder Fisch ernährt, kann man seinen Blutdruck um acht bis 14 mmHg senken.

Das klingt erst einmal nach nicht viel, ist aber ein sehr guter Beitrag im Reigen der Dinge, die man persönlich für die eigene Gesundheit tun kann.

Bei Obst und Gemüse sind es vor allem die sekundären Pflanzenstoffe, denen man einen guten Einfluss auf den Blutdruck nachsagt. Beim Fisch sind es die Omega-3-Fettsäuren.

Da für mich das Leben nicht nur aus Fisch und Gemüse bestand, musste ich Kompromisse finden. Sonst würde ich bald den Spaß an der Sache verlieren, das war mir klar. Ich war eben auch ein Fleischesser.

Ich habe viel ausprobiert, um die für mich beste Ernährungsweise zu finden. Zuallererst musste ich mich jedoch mit meinen Ernährungssünden auseinandersetzen.

Das war nicht ganz einfach, denn von lieb gewonnenen Gewohnheiten verabschiedet man sich nicht so ohne weiteres. Sie holen einen immer wieder ein.

Seltener Fleisch

Auf Fleisch sollte man zwar nach Möglichkeit verzichten, aber das gelingt mir nicht komplett. Ich esse gerne hin und wieder Fleisch und genieße es dann auch in vollen Zügen. Jedoch versuche ich, eher auf Hühner- und Putenfleisch oder Schweinefilet zurückzugreifen, wenn ich mir ein Fleischgericht zubereiten will.

Bei Wurst wähle ich vorrangig magere Sorten wie Putenbrust oder Kassler aus. Ich bin dabei aber nicht kompromisslos. Wenn mir gelegentlich der Sinn nach einem Leberwurstbrötchen steht, dann gönne ich mir das auch, ganz ohne schlechtes Gewissen. Schuldgefühle würden sowieso nur meinen Blutdruck in die Höhe treiben.

Auch auf Schokolade und Kekse verzichte ich nicht. Da ich ohnehin sehr gerne dunkle Schokolade esse, tue ich meinem Körper damit sogar noch etwas Gutes – in Maßen genossen, versteht sich. Die dunkle Schokoladenvariante enthält Epicatechin, einen sehr wirkungsvollen Pflanzenstoff, der in Kakao, Tee und Wein vorkommt. Er hilft ebenfalls den Blutdruck zu senken.

Übrigens hat die Wissenschaft diesen Phyto-Nährstoff schon seit einiger Zeit auf dem Radar.

Bei einem Volksstamm in Panama, der rund 40 Tassen puren Kakao in der Woche trinkt, stellte man fest, dass typische Zivilisations- und Alterskrankheiten wie Schlaganfall,

Herzinsuffizienz, Krebs oder Diabetes kaum vorkommen, ebenso wenig wie Demenz.

Vierzig Tassen sind zwar unrealistisch viel für den Durchschnittsgenießer, aber ich bin sicher, die Wissenschaftler können daraus über kurz oder lang eine Art Zauber-Essenz brauen.

Wenig Alkohol

Eine andere Sache ist der Alkohol. Natürlich wissen wir alle, dass es uns nicht guttut, wenn wir es mit ihm übertreiben. Aber mal ehrlich: ein kaltes Bier oder ein schönes Glas Wein sind etwas Herrliches. Für mich gehören sie zum Lebensgefühl einfach dazu. Jedoch auch nicht in solchen Mengen, wie ich sie früher ab und zu getrunken habe. Es kann auch mal bei dem einen Glas bleiben, das man dann auch mit viel mehr Genuss trinkt. Und wenn es bei einer Geburtstagsparty, Grillfeier oder der netten Runde mit Nachbarn und Freunden mehr wird, lege ich danach „Alkohol-Ruhetage" ein. Das heißt, ich trinke eine Weile gar keinen Alkohol. Dann kann der Körper die Gifte in Ruhe abbauen und entsorgen.

Außerdem versuche ich mir einfach bewusst zu machen, warum ich gerade in diesem oder jenem Moment Alkohol trinken will. Es sollte nicht aus Stress oder Gewohnheit sein, wie früher oft bei mir. Ein dauerhaft hoher Alkoholkonsum kann wirklich die Ursache für schweren Bluthochdruck sein. Außerdem kann er das Herz und den Kreislauf, die Nerven, die Leber und den Stoffwechsel schädigen. Das will ich im Zuge meiner „Gesundwerdung" auf jeden Fall vermeiden.

Kochsalz reduzieren

Salz ist bei Bluthochdruck ein weiteres Thema. Eigentlich reichen uns Erwachsenen vier Gramm Kochsalz pro Tag aus. Kochsalz ist zwar wichtig, um unseren Flüssigkeitshaushalt aufrechtzuerhalten und auch, wie ich erstaunt herausfand, um den Blutdruck zu regulieren.

Allerdings nehmen wir deutschen Frauen deutlich mehr zu uns, und zwar im Schnitt gut acht Gramm täglich. Die deutschen Männer kommen sogar auf zehn Gramm. Ab sechs Gramm wird es leider schon ungesund.

Wer es schafft, seinen Salzkonsum auf unter sechs Gramm täglich zu reduzieren, dessen systolischer Blutdruckwert sinkt um circa fünf bis sechs mmHg, der diastolische um etwa zwei bis drei mmHg.

Das wäre auch schon ein kleiner Beitrag zum großen Ziel der Blutdrucksenkung.

Da ich ein fleißiger Jamie-Oliver-Gucker bin, habe ich mir inzwischen seinen Rat zu Herzen genommen und würze ganz viel mit frischen Kräutern. Das Salz vermisst man dann überhaupt nicht mehr. Außerdem lernt man viel über Kräuter dazu, sogar über solche, die als Wildkräuter vor der eigenen Haustür wachsen.

In diesem Zusammenhang sollte man auch daran denken, dass Konserven oder Fertiggerichte, aber auch Wurst und Käse jede Menge Salz enthalten. Auch Mineralwasser kann einen hohen Gehalt an

Natriumchlorid, also Salz haben. Wenn man die Etiketten auf den Flaschen vergleicht, findet man das schnell heraus. Man muss einfach auf die Werte für NaCl achten.

Im Übrigen reagiert nicht jeder Mensch auf Salz mit einem Anstieg des Blutdrucks. Unter den Bluthochdruckpatienten sind Studien zufolge nur circa 30 bis 50 Prozent für Speisesalz sensibel.

Allerdings gibt es noch keine zuverlässige Möglichkeit, die eigene Salzempfindlichkeit zu testen. Deshalb sollte man bei hohem Blutdruck einfach sicherheitshalber auf seinen Salzkonsum achten. Mehr als knapp vier Gramm pro Tag sind, wie oben schon erwähnt, sowieso nicht nötig.

Highlights bei der Ernährung

Für mich sind Ballaststoffe die ganz große Entdeckung. Mit ihnen habe ich es geschafft, mein Gewicht dauerhaft zu senken.

Das passierte nicht über Nacht, das will ich nicht behaupten. Aber es ging dennoch schneller als ich dachte. Und das wirklich Unglaubliche daran war: Der Erfolg blieb erhalten.

Inzwischen habe ich meinen Darm durch lösliche und unlösliche Ballaststoffe und „gesunde" Bakterien umprogrammiert.

Anschließend ist weder der diätenübliche Jo-Jo-Effekt aufgetreten, noch habe ich die 14 Kilo Gewicht, die ich in vier Monaten abgenommen habe, wieder zugenommen.

Auch mein Blutdruck hat sich dauerhaft gesenkt. Ballaststoffe haben daran einen erheblichen Anteil.

Geheimrezept Ballaststoffe

Der Blutdruck lässt sich durch Ballaststoffe positiv beeinflussen. Das haben Forscherteams in den USA herausgefunden.

Dazu werteten sie die Daten von knapp 1.500 Probanden aus. Diese mussten unterschiedliche Mengen Ballaststoffe mit der Nahrung zu sich nehmen.

Das Ergebnis war nach acht Wochen eindeutig. Wenn die Teilnehmer täglich mindestens sieben Gramm Ballaststoffe verzehrten, nahm der Blutdruck ab. Bei durchschnittlich 11,5 Gramm pro Tag sank der diastolische Blutdruck um 1,26 mmHg und der systolische Blutdruck um 1,13 mmHg. Je höher dann der Ballaststoff-Anteil, umso besser die Werte.

Der blutdrucksenkende Effekt war in der Altersklasse der Über-40-Jährigen und bei Hochdruckpatienten stärker ausgeprägt als bei Jüngeren und Menschen ohne Bluthochdruck.

Täglich soll man mindestens dreißig Gramm Ballaststoffe zu sich nehmen. So jedenfalls empfiehlt es die Deutsche Gesellschaft für Ernährung.

Das ist gar nicht so einfach wie es sich anhört. Ich kam anfangs nicht einmal auf 20 Gramm, obwohl ich generell Vollkornbrot und immer Gemüse auf dem Einkaufszettel hatte.

Auch Kartoffeln, Hülsenfrüchte und Trockenobst, die ebenfalls gute Ballaststofflieferanten sind, waren Bestandteil meines täglichen Speiseplans.

Allerdings musste ich bei allem auf die Mengen achten, da ich ja gleichzeitig Gewicht verlieren wollte. Ballaststoffreiche Lebensmittel wie beispielsweise getrocknete Bohnen haben relativ viele Kalorien, ebenso Teige aus Vollkornmehl und Vollkornbrot. Ich musste also etwas tricksen.

Morgens

Beim Frühstück ersetzte ich das Vollkornbrot durch Knäckebrot mit Ballaststoffen. Das machte auch recht gut satt und trug bei drei Scheiben schon einmal mit neun Gramm zum täglichen Bedarf bei.

Außerdem stieg ich von normalem Kaffee auf Getreidekaffee von Linde um. Dieser hat durch seinen Anteil an Zichorienwurzeln ebenfalls Ballaststoffe, ca. zwei Gramm pro normaler Tasse.

Ich ergänzte dann das Frühstück noch durch kalorienarmes Gemüse wie Tomate oder Gurke und machte mir zur Abwechslung auch Aufstriche mit Linsen oder Kichererbsen. Für die Aufstriche pürierte ich einfach gekochte Linsen oder Kichererbsen aus der Dose, gab eingelegte Paprika oder getrocknete Tomaten hinzu, schmeckte mit Salz, Pfeffer und je nach Geschmack auch Paprikapulver und Oregano ab, und fertig war der Frühstücksaufstrich.

Ich bereitete ihn oft schon abends zu, damit ich wochentags nur noch frühmorgens meine Brote bestreichen und für die Arbeit einpacken musste. Den Rest verwendete ich entweder abends als Dip oder bewahrte ihn im Kühlschrank auf. Er hielt sich problemlos mehrere Tage. Mit meinem Frühstück lag ich nun in Punkto Ballaststoff-Bilanz gut im Rennen.

Mittags

Mittags auf der Arbeit nutzte ich meist die Pause, um mich zu bewegen. Ich wollte wenigstens einen gewissen Anteil meiner 10.000 Schritte erlaufen. Die hatte ich mir als neues Bewegungsziel verordnet. Deshalb machte ich zu Fuß Besorgungen, erledigte Einkäufe oder stromerte einfach nur durch Parks und Grünanlagen. Ich war erstaunt, wie viel Natur und schöne Winkel ich im Umfeld meiner Arbeitsstelle entdeckte. Und das in einer Großstadt wie Berlin.

In 45 Minuten Pausenzeit lässt sich einiges an Kilometern erlaufen, das kann ich aus eigener Erfahrung versprechen. Außerdem half es mir den Kopf frei zu bekommen und Stress abzubauen.

Meine Firma hatte zwar auch eine eigene Kantine, aber der Geräuschpegel dort und die unweigerlichen Gespräche über den Job waren nicht so ganz meine Sache. Ich wollte lieber abschalten und außerdem meinen Körper mit Bewegung statt mit Kantinenessen versorgen.

Unterwegs kaufte ich mir gegen den Hunger oft einen Hüttenkäse, Salat oder beim China-Imbiss gebratene Nudeln. Auch Falafel und belegte Brötchen mit Putenbrust oder Käse waren einige meiner Mittags-Favoriten.

Ich machte auch die Erfahrung, dass ich nach meinem ballaststoffreichen Frühstück mittags weniger Hunger hatte als früher. Gerade im Sommer reichte mir oft ein leckerer Smoothie, vom Supermarkt gegenüber aus. Der war gesund, lecker und nicht belastend. Auch ein großer Becher Buttermilch oder Kefir war für mich bei Hitze eine gute Alternative zu warmem Essen.

Ohnehin war nichts davon eine echte Kalorienbombe, im Gegensatz zu dem, was die Kantinen-Köche so manchmal auf die Teller klatschten.

Abends

Abends gab es bei sommerlichem Wetter einen schönen, großen Salat. Kleine Besonderheiten dafür wie griechischen Schafskäse, türkische Chilis oder spanische Oliven hatte ich während meines Mittags-Ausflugs eingekauft und als Überraschung mit im Gepäck.

Ansonsten bestand unser Salat immer aus allem, was ihn schön bunt und abwechslungsreich machte: Tomaten, Gurke, Rucola, Chicorée, Möhren, Fenchel, fein geriebenem Blumenkohl, Rotkohl oder Brokkoli, Feldsalat, Sonnenblumen- oder Pinienkernen, Pilzen, Radieschen ...

Er schmeckte nie gleich, denn mein Mann und ich variierten immer, oft auch beim Dressing. Hier mixten wir Olivenöl, Balsamico-Essig, Kürbiskernöl und Kräuter je nach Lust und Laune.

Auch dabei waren die Ballaststoffe wieder unser Ansporn. Besonders viele kommen in Chicorée, allen Kohlsorten sowie in Brokkoli, Möhren und Fenchel vor.

An kühlen Tagen, wenn uns eher der Sinn nach warmem Essen stand, waren unsere ganz besonderen Lieblingsessen auf dem Ofenblech gebratener Spitzkohl mit Möhren und Chili oder Süßkartoffel-Püree vermischt mit Schafskäse und Koriander. Beides machte gut satt und enthielt jeweils eine ordentliche Portion Ballaststoffe.

Trinken

Erwähnen möchte ich unbedingt in diesem Zusammenhang noch, dass Ballaststoffe nur in Kombination mit Flüssigkeit günstig auf den Körper wirken können.

Sowohl lösliche als auch unlösliche Ballaststoffe quellen im Körper auf und binden Wasser, die löslichen mehr als die unlöslichen.

Lösliche kommen in Form von Pektinen, Inulin oder Oligofruktose in Obst oder Gemüse vor. Unlösliche bestehen zum Beispiel aus Zellulose, die in Getreide und Hülsenfrüchten vorkommt.

Damit Ballaststoffe im Darm quellen können, benötigen sie reichlich Flüssigkeit. Mindestens zwei Liter sollten Sie deshalb auf jeden Fall pro Tag trinken.

Außerdem sollten Sie Ihren Körper langsam an eine größere Menge Ballaststoffe gewöhnen. Der Darm ist durch unsere heutige Ernährung so faserreiche Kost nicht mehr gewöhnt und sollte langsam umgewöhnt werden. Sonst kann es zu Blähungen und Bauchschmerzen kommen.

Allerdings habe ich die Erfahrung gemacht, dass man sich sowieso erst nach und nach seinen individuellen Ernährungsplan und somit seine Ballaststoffmenge zusammenstellt.

Ich habe auch erst ausprobieren müssen, was mir schmeckt und was ich trotz guter Ballaststoffwerte nicht mag. Man findet dann schnell heraus, wie der Körper reagiert und passt automatisch sein Essverhalten an.

Mir persönlich schmeckt zum Beispiel Hafer sehr gut. Ich verwende ihn gern in Form von Haferkleie und Haferflocken im Müsli. Hier ist der lösliche Ballaststoff Beta-Glukan in großer Menge enthalten.

Ein schöner Nebeneffekt beim Hafer ist zudem seine gute Wirkung auf dünner werdendes Haar. Da ich immer schon feines Haar hatte und durch die Hormonumstellung in den Wechseljahren noch zusätzlich Haare verlor, hat Hafer für mich einen doppelt positiven Nutzen.

Bewegung

Ein Bewegungsmuffel war ich nie. Als Kind und Jugendliche war ich im Leichtathletikverein, weil es früher eben üblich war, dass Eltern ihre Kinder in einem Sportverein anmeldeten.

Das hatte durchaus etwas für sich. Wir hatten im Schulsport gute Noten, fuhren ohne uns zu beklagen mit dem Fahrrad statt mit dem Bus zur Schule und trafen uns danach mit den Freundinnen draußen zum Spielen.

Zuhause saßen meine Schwester und ich nur ganz selten herum, denn Computer und Videospiele gab es noch nicht. Das Fernsehen war zudem nur abends interessant, wenn man mit den Eltern gemeinsam Tatort schaute.

Ab dem Abitur drehte sich dann leider bei mir nicht mehr allzu viel um Sport. Es ging jetzt vorrangig darum, sich einen guten Ausbildungsplatz zu sichern und anschließend eine Festanstellung bei einem großen Unternehmen zu erhaschen. Dann hatte man nach damaliger Meinung – und so sehen es viele heute auch noch – ausgesorgt.

Gesundheit war eine Selbstverständlichkeit, über die man nicht viel nachdachte. Selbst die Tatsache, dass die eigene Mutter unter Bluthochdruck litt und seit der Geburt von uns Zwillingen Tabletten dagegen schluckte, war mir nie bewusst. Es überraschte mich sogar, als sie es neulich erzählte. Gefühlt litt sie für mich zwar schon lange daran, aber ich brachte es eher mit ihrem Alter in Verbindung als mit einer Erkrankung, die bei ihr schon in jungen Jahren entstanden war.

Meine Mutter war weder der sportliche noch der unsportliche Typ. Am Wochenende ging man eben, wie es damals Sitte war, im Wald spazieren oder machte einen Fahrradausflug. Allerdings kam das nicht allzu häufig vor. Weitaus öfter kamen Freunde oder die Familie zu Besuch, oder wir selbst waren irgendwo eingeladen. Dann gab es das übliche Kaffeetrinken mit Torte und abends den klassischen Kartoffelsalat mit Schweinebraten, dazu ein üppiges Trinkgelage, denn man wollte sich ja nicht lumpen lassen.

Für den Blutdruck meiner Mutter war das sicher kein Freudentanz. Er war bei ihr auch nie ein Thema. Auch nicht der Fakt, dass man neben Tabletten auch durch vernünftiges Essen oder viel Bewegung zu einer Besserung selbst beitragen könnte.

Ich glaube, dass ist es auch heute noch nicht, weder bei ihr noch bei den meisten Bluthochdruckpatienten. Deshalb schwor ich mir nach meiner Diagnose, vieles anders zu machen.

Treppe statt Rolltreppe

Neben der Umstellung meiner Ernährung nahm ich mir auch vor, wieder mehr für meine Fitness zu tun.

Am Arbeitsplatz war das schwieriger als in der Freizeit. Ich hatte einen Bürojob und saß die meiste Zeit am Computer. Dank Email, Telefon und Messenger-System konnte ich mit allen Kollegen in Kontakt sein, ohne einen einzigen Schritt zu tun. Nur der Kopierer stand am Ende des Ganges. Und auch zum Kaffeeautomaten musste man 100 Schritte gehen. Das war für die meisten meiner Kollegen schon eine echte Zumutung und Anlass zu Kritik.

Bald gab es deshalb auch ein kombiniertes Druck-Fax-Kopiergerät, das in meinem Büro Einzug hielt. Wenigstens den Chefs wollte man damit die Mühsal des langen Weges ersparen. Auch ich wurde als privilegiert angesehen, weil ich nun nicht mehr wie alle anderen zum Gemeinschaftsdrucker gehen musste.

Ich war aber gar nicht begeistert. Zum einen traf man im Druckerraum oft Kollegen, konnte hier und da mal ein Wort dienstlich und auch privat plaudern und zum anderen blies mein Multifunktionsgerät mir ständig Ozon und Tonerstaub in die Nase. Nicht genug, dass mein Büro an einer Hauptverkehrsstraße lag und man kaum das Fenster öffnen konnte, ohne an den Abgasen zu ersticken oder durch den

Verkehrslärm taub zu werden. Nun auch noch diese technische „Erleichterung".

Da ich jetzt nicht einmal mehr den Weg zum Drucker hatte, musste ich mir also anders Bewegung verschaffen. Zunächst begann ich damit, Post und Infos bei meinen Kollegen auf mehreren Etagen direkt vorbei zu bringen, anstatt sie in die Hauspost zu legen.

Zudem vermied ich alle Rolltreppen und Aufzüge und ging immer sportlich die Treppen hoch und runter. Meine Kollegen grinsten oft darüber, die jüngeren sogar mehr als die älteren.

Hämisch berichteten sie mir als Wink mit dem Zaunpfahl von einer aus der Nachbarabteilung, die freiwillig morgens und nachmittags immer zu Fuß zur Arbeit käme, obwohl sie über eine Stunde Fußmarsch entfernt von der Firma wohne. Sie könne sich wohl den Fahrschein nicht leisten, lästerte man, oder sie sei scheinbar im Job nicht ausgelastet, wenn sie immer noch so viel Energie für den langen Weg übrighätte.

Zu Fuß zur Arbeit zu kommen, das ging in den Augen meiner Kollegen gar nicht. Das war noch schlimmer als die Fahrt mit öffentlichen Verkehrsmitteln. Die stand auch nicht besonders hoch im Kurs.

Wer etwas auf sich hielt, fuhr mit dem Auto, am besten mit dem Statussymbol Firmenwagen. Dass man stundenlang einen Parkplatz suchen musste, weil das firmeneigene Parkhaus ständig überfüllt war und man außerdem nach

Dienstschluss zuverlässig im Stau stand, war den meisten völlig egal. Hauptsache nicht zum Fußvolk gehören – im wahrsten Sinne des Wortes.

So fand auch meine Idee, in der Pause einen Spaziergang um den Block und durch die Parkanlagen zu machen, wenig Anklang bei meinen Kollegen. Wichtiger wäre das Networking in der Kantine, erklärte man mir. Nur so könne man gute Kontakte knüpfen und wäre immer bereit für den großen Karrieresprung.

Es sprang aber niemand, wie ich im Laufe der Jahre mit Genugtuung feststellte. Die meisten blieben mit Übergewicht, Bluthochdruck und Rückenproblemen auf ihrem Job hocken und warteten bis zum Sankt-Nimmerleins-Tag auf den ganz großen Sprung. Nur wenige schlossen sich mir an und verbrachten die Pause aktiv.

Mein Schrittzähler

Zum Geburtstag bekam ich einen Schrittzähler, oder auf neudeutsch einen Fitness Tracker. Mit ihm konnte ich nun alle meine sportlichen Bemühungen aufzeichnen und abends auswerten.

Selten hatte ich die 10.000 Schritte, die ich mir täglich vornahm, abends beim Aufschließen der Haustür erreicht. Also zog ich so oft wie möglich noch die Wanderschuhe an und machte mit meinem Mann eine Runde um unseren Haussee.

Die Runde war mit 10 Kilometern recht lang. Aber wenn ich zurück war, lag der ganze Arbeitsstress hinter mir. Außerdem konnten wir die Zeit nutzen, um über den Tag zu sprechen, zu hören, was der andere erlebt hatte und um Pläne zu schmieden.

Dies haben wir bis heute beibehalten und sogar noch intensiviert. Seit ich die Firma verlassen und mich wie mein Mann selbständig gemacht habe, können wir frei entscheiden, wie wir unsere Zeit einteilen wollen. Die Seerunde findet jetzt meist morgens statt, um alles Anstehende für den Tag zu besprechen. Und um die Natur zu genießen, die gerade erst erwacht.

Sportarten und ihre Wirkung

Bei Bluthochdruck muss man seine Sportart sorgfältig auswählen.

Gut für das Herz-Kreislauf-System und somit für den Blutdruck ist vor allem ein Ausdauersport, der einen fordert, aber nicht überfordert. Das ist beispielsweise beim Wandern, Joggen, Nordic Walking, Radfahren oder Schwimmen der Fall.

Eingeschränkt empfehlenswert sind Tennis, Tischtennis oder Handball. Ganz schlecht bei hohem Blutdruck sind Kampfsportarten wie Judo, Kickboxen, oder das Training mit Gewichten.

Wichtig ist es, bei hohem Blutdruck jegliche Art von Kraftsport zu vermeiden, und zwar wegen der Gefahr der so genannten Pressatmung.

Diese wendet man nicht nur beim Sport, sondern auch unbewusst im Alltag häufig an. Man atmet tief ein, und bevor man wieder ausatmet, hält man bewusst die Luft an, man presst sie also. Dann führt man eine anstrengende Bewegung durch, beispielsweise hebt man einen schweren Gegenstand an, zum Beispiel einen vollbeladenen Einkaufskorb oder beim Sport eine Hantel. Durch das Anhalten der Luft werden die Atemwege verschlossen und die Bauchmuskulatur angespannt. Hinzu kommt noch die Kraftanstrengung der Muskulatur. Dadurch entsteht ein großer Druck auf den Brustkorb und die Organe.

Diese Drucküberlagerung löst Blutdruckspitzen und eine eingeschränkte Blutdruckversorgung des Herzens aus. Sie ist für Bluthochdruckpatienten sehr gefährlich.

Für den Fall, dass der Blutdruck oberhalb von 160 mmHg im systolischen oder 100 mmHg im diastolischen Bereich liegt, sollte man Sport nach Möglichkeit ganz vermeiden.

Dann muss erst der Blutdruck durch Medikamente richtig eingestellt werden. Ansonsten schadet man seinem Körper weitaus mehr, als dass man ihm hilft. Es macht überhaupt keinen Sinn, von 0 auf 100 durchzustarten. Generell gilt: Das Training sollte moderat sein.

Mit einem gut dosierten Training ist eine Verringerung des Blutdrucks um etwa fünf bis 20 mmHg möglich.

Lauftraining

Ich kenne leider viele schlechte Beispiele von sportlich ambitionierten Bluthochdruck-Patienten. Sie gehen davon aus, dass die Tabletten, die sie einnehmen, generell ihren hohen Blutdruck abpuffern. Das ist aber nicht so.

Wenn man beispielsweise mit falschem Ehrgeiz zu einer schnellen Laufrunde aufbricht, um seinem Blutdruck gefühlt davonzulaufen und ihn mit Macht zu senken, dann steigt im Gegenteil das Risiko eines Infarkts oder Schlaganfalls.

Durch den Sport entstehen Spitzenwerte, die verursacht durch die Anstrengung erst einmal auch ganz normal sind. Nur dürfen diese Werte nicht dauerhaft erhöht bleiben. Der Lauf muss so dosiert sein, dass sich der Blutdruck auf einen vernünftigen Wert einpendeln kann. Am besten, man behält auch seine Herzfrequenz und seinen Puls im Auge. Hierfür gibt es Messgeräte, die man direkt beim Laufen am Körper trägt.

Die Deutsche Hochdruckliga gibt für den Blutdruck beim Sport Werte von 200 zu 100 mmHg bzw. 215 zu 105 mmHg als normal an. Hobbysportler überschreiten diese jedoch oft.

Für den Puls galt früher die Faustformel 180 abzüglich Lebensalter. Eine 40-Jährige dürfte daher einen Trainingspuls von 140 haben.

Nach heutigen Erkenntnissen ist diese Regel aber zu ungenau. Gerade bei Bluthochdruckpatienten kann sie dazu führen, dass man sich zu stark belastet.

Auf der sicheren Seite ist man meistens, wenn es einem gelingt, sich beim Joggen noch zu unterhalten. Wenn man jedoch alleine läuft, ist es sinnvoll, eine Pulsuhr mitzunehmen und auf ihre Warnsignale zu achten.

Hat man lange keinen Sport gemacht oder will man sichergehen, dass man seinem Körper nicht zu viel zumutet, sollte man vorab ein Belastungs-EKG machen lassen.

Bei mir wurde es im Rahmen einer freiwilligen Gesundheitsuntersuchung in der Firma erstellt. Ich erhielt alle Auswertungen ausgedruckt in einer Mappe, die ich mit nach Hause nehmen konnte. Vorher erklärte mir der Arzt im Detail alle gemessenen Werte und gab Tipps, wie ich meine Leistung behutsam steigern könnte.

In meinem Fall riet er mir neben dem Wandern zu einem moderaten Intervall-Lauftraining mit kurzen, schnelleren Laufphasen und anschließenden langen, ruhigen Abschnitten.

Das sollte helfen, mein Herz zu trainieren, das immer ziemlich lange brauchte, um vom schnellen Schlag in den Normalmodus zurückzufinden.

Ich bestellte mir also himmelblaue Nike-Laufschuhe und startete meine erste Runde.

Aus meiner Zeit im Sportverein wusste ich in etwa, worauf ich zu achten hatte. Als Zeugen und strengen Wächter hatte ich zudem meine Pulsuhr umgeschnallt und meinen Mann mit eingespannt, der ein guter Läufer ist.

Beide sollten auf mich aufpassen. Und es klappte! Ich schaffte auf Anhieb unsere Strecke um den See und kam erschöpft aber nicht überlastet ins Ziel.

Seitdem versuche ich regelmäßig zu laufen. Allerdings habe ich für mich festgestellt, dass mir Wanderungen mehr Spaß machen. Nicht wegen der geringeren Anstrengung. Die kann in den Bergen oder bei langen Strecken auch erheblich sein.

Nein, mir gefällt einfach beim Wandern die Zeit, die man sich nimmt, um die Natur zu genießen. Ich achte viel mehr auf das Vogelgezwitscher, die Sonnenstrahlen zwischen den Bäumen, den Wind und die Vielfalt der Gerüche, als wenn ich die gleiche Strecke im Joggingschritt absolviere.

Auch steht beim Wandern mehr das Gemeinsame im Mittelpunkt. Man findet eher Freunde oder Nachbarn, die mit einem eine Runde durch den Wald drehen, als Läufer, die sich einem anschließen würden.

Läufer haben eher ihr individuelles Tempo und möchten sich seltener zurücknehmen.

Dem Wanderer ist es meist egal, wie schnell oder langsam der andere ist. Er passt sich an. Und vor allem: Er unterhält sich.

Viele Läufer lieben das nicht unbedingt. Sie sind eher auf ihren Körper und ihre Leistung fokussiert. Das ist auch durchaus in Ordnung. Nur ist es eben nicht das, was ich persönlich schätze.

Alternative Möglichkeiten

Wenn man alternativ zu Tabletten etwas tun möchte, um seinem Körper bei der Blutdrucksenkung zu helfen, gibt es neben Sport noch einige andere gute Möglichkeiten.

Auf der Suche nach Alternativen war mir besonders wichtig, dass sie einfach praktizierbar sind. Wenn ich mich erst lange mit dem Mixen einer Kräutertinktur oder der Zubereitung eines speziellen Essens auseinandersetzen muss, dann verliere ich irgendwann die Geduld.

Auch sollten sie nicht zu kostenintensiv sein. Teure Gesundheitsprodukte fallen oft im Laufe der Zeit dem eigenen Rotstift als Sparmaßnahme zum Opfer. Das ist ganz besonders der Fall, wenn sich der Erfolg erst nach einigen Wochen oder Monaten einstellt.

Ich persönlich möchte außerdem gerne Dinge nutzen, die einfach zu beschaffen sind. Langes Herumsuchen in Reformhäusern, Bioläden oder Internet-Shops ist zeitraubend und nervig.

Außerdem möchte ich nur das empfehlen, was ich selbst mit Erfolg ausprobiert habe. Das ist bei den folgenden Maßnahmen der Fall.

Sonnenlicht und Vitamin D

Eines der besten Mittel, noch dazu ein kostenloses, auf das ich zur Blutdrucksenkung gestoßen bin, ist das Sonnenlicht. Was sich im ersten Moment ungewöhnlich anhört, ist eigentlich ganz einfach zu erklären.

Wenn ich meinen Körper UVB-Strahlen aussetze, bildet sich Vitamin D. Dieses Vitamin D ist von großer Bedeutung für eine Vielzahl von Stoffwechselprozessen in unserem Körper, unter anderem für den Kalziumstoffwechsel. Und Kalzium ist bei Bluthochdruck ein wichtiger Faktor.

Forscher fanden heraus, dass Menschen mit Vitamin-D-Mangel gegenüber anderen mit gutem Vitamin-D-Status ein dreifach erhöhtes Risiko haben, an Bluthochdruck zu erkranken.

Genau genommen ist Vitamin D kein einzelnes Vitamin, sondern eine Gruppe fettlöslicher Vitamine. Innerhalb dieser Gruppe ist das Vitamin D3 besonders wichtig, da es unseren Körper in die Lage versetzt, aus den UVB-Strahlen des Sonnenlichts das für ihn lebenswichtige Vitamin D selbst herzustellen.

Es wird gebildet, wenn Sonnenlicht auf unsere Haut fällt. Um sich mit genügend Vitamin D zu versorgen, reicht es im Sommer aus, eine Viertelstunde Gesicht, Hände und Unterarme in die Sonne zu halten. Besser noch wäre eine Ganzkörperbestrahlung.

Abhängig davon, welchen Hauttyp man hat, sollte man sich kurz und intensiv der Sonne aussetzen. Kurz heißt in diesem Fall, dass sich die Haut nicht röten darf.

Längeres Sonnen ist ohnehin zwecklos, da sich die Menge an Vitamin-D-3 nicht weiter erhöht. So kann man auch dem Hautkrebsrisiko entgehen, denn Sonnenschutzmittel können dabei nicht verwendet werden. Sie verhindern die Vitamin-D3-Bildung in der Haut. Bereits bei einem Lichtschutzfaktor von 8 wird sie um mehr als 97 Prozent gesenkt.

Wenn man sich im Sommer viel im Freien aufhält, ist das eigentlich für die Vitamin-D3-Versorgung ausreichend. Allerdings verhindert die Angst vor Sonnenbränden und das ständige Einsetzen von Lichtschutzfaktoren, inzwischen auch in fast jeder Gesichtscreme, um Falten zu verhindern, eine gute Vitamin-D-Produktion.

Genau das haben auch Untersuchungen ergeben. Ein hoher Prozentsatz der erwachsenen Deutschen weist einen zu niedrigen Vitamin-D-Spiegel auf. Durch die Arbeit im Büro, bei der man nur Kunstlicht und ganz selten Tageslicht ausgesetzt ist, sind die meisten von uns unterversorgt.

Auch am Nachmittag, wenn man vom Büro nach Hause kommt, hält man sich eher in geschlossenen Räumen vor dem PC oder dem Fernseher auf und nicht allzu oft im Freien.

Unser Körper braucht aber das Sonnenlicht. Denn bis zu 90 Prozent der Vitamin D-Produktion geschieht durch die UV-Bestrahlung der Haut.

Durch die Ernährung können wir nur einen sehr geringen Anteil an Vitamin D aufnehmen. Dies wäre möglich durch fettreiche Fischarten wie Lachs, Sardine oder Hering. Ein weiterer Pluspunkt, den diese Flosser mit sich bringen, ist auch ihr Omega-3-Gehalt. Dieser ist ebenfalls bei Bluthochdruck nützlich.

Auch einige Milchprodukte und Eier sowie Shiitake- oder Steinpilze beinhalten Vitamin D. Allerdings ist ihr Vitamin-D-Gehalt geringer als der von Fisch. Alle diese Nahrungsmittel stellen insgesamt jedoch keine wirkliche Alternative zur Sonne dar.

Im Winter ist die Situation in Deutschland besonders schlimm. Experten gehen davon aus, dass mindestens 60 Prozent von uns in der dunklen Jahreszeit einen zu niedrigen Vitamin-D-Spiegel im Blut haben.

Das liegt auch an der geographischen Lage, die über den UVB-Anteil der Sonnenstrahlung entscheidet. Aufgrund dieser Lage ist für uns Deutsche die Vitamin D-Synthese über einen Zeitraum von sechs Monaten überhaupt nicht möglich.

Wenn man seinen persönlichen Vitamin-D-Status erfahren will, kann man beim Hausarzt einen entsprechenden Test machen lassen.

Die 20 Euro Kosten, die dabei entstehen, werden allerdings nicht von den Krankenkassen übernommen.

Leider ist dort das Wissen um den Wert des Vitamin-D-Tests als Vorsorgeuntersuchung noch nicht angekommen. Oft sind auch Allgemeinmediziner überrascht, wenn Patienten um einen Vitamin-D-Test bitten. Sie behaupten manchmal sogar, dieser wäre nicht nötig. Allerdings wird Ihnen kein Hausarzt den ausdrücklichen Wunsch verwehren.

Wenn ohnehin eine Blutuntersuchung ansteht, ist es in vielen Fällen möglich, wenn man freundlich darum bittet, dass auch der Vitamin-D-Wert gleich mit bestimmt wird.

Man kann auch zu Hause einen Vitamin-D-Test selbst durchführen. Das Testkit kann im Internet bestellt werden, kostet etwa 30 Euro und ist einfach zu handhaben. Man pikst sich in den Finger, gibt ein paar Tropfen Blut in ein Proberöhrchen und sendet das Ganze an ein Labor.

Innerhalb von einer Woche erhält man dann das Ergebnis per Post.

Ist der Spiegel zu niedrig, kann man durch entsprechende Präparate schnell seine Depots wieder auffüllen. Durch die Ernährung ist es, wie oben schon beschrieben, leider nicht möglich.

Auch durch einen Besuch im Solarium kann man seinen Vitamin-D-Level erhöhen. Allerdings muss man sicher sein, dass das Solarium über Geräte mit UV-B-Licht verfügt. Die meisten hierzulande bestrahlen die Haut nur mit UV-A-Licht, was keinen Einfluss auf die Vitamin-D-Produktion hat.

Hibiskus-Tee und Rote-Bete-Saft

Für meine ballaststoffreiche Ernährung muss ich viel trinken, da flüssige und feste Ballaststoffe viel Flüssigkeit zum Quellen brauchen. Ich versuche daher, meine Getränke abwechslungsreich zu gestalten.

Wasser alleine ist mir auf die Dauer zu eintönig. Deshalb koche ich mir im Winter gerne eine Kanne Tee, am liebsten Hibiskus-Tee.

Die „echten" Tees wie schwarzer oder grüner Tee sind mir unangenehm, obwohl sie auch den Blutdruck senken sollen. Durch ihre anregende Wirkung verursachen sie bei mir allerdings starkes Herzklopfen. Deshalb weiche ich auf die „unechten" Tees wie Hibiskus-Tee aus.

Dieser Tee wird aus den getrockneten Blütenblättern des Hibiskus hergestellt. Man kann ihn lose in Bioläden, Apotheken oder im Internet kaufen, aber natürlich auch in Form von Teebeuteln im Supermarkt.

Ob man nun lieber losen Tee trinkt oder zu Beuteln greift, ist eine Frage der persönlichen Vorlieben. Von den Inhaltsstoffen her gibt es kaum einen Unterschied, wenn man bei beiden auf gute Qualität achtet.

Hibiskus-Tee enthält keinerlei Koffein, dafür aber jede Menge Vitamin C. Außerdem ist er reich an sekundären Pflanzenstoffen.

Dass Hibiskus den Blutdruck senken hilft, belegt eine Studie aus Boston, bei der im Schnitt eine Senkung um 7 mmHg dokumentiert wurde. Ein halber Liter Tee täglich kann den Blutdruck innerhalb von vier Wochen reduzieren.

Im Sommer lasse ich meinen Hibiskus-Tee abkühlen und trinke ihn kalt, direkt aus dem Kühlschrank.

Bei den Säften zählt Rote-Bete-Saft zu den guten Blutdrucksenkern. Es gibt ihn inzwischen schon in fast allen Supermärkten. Er schmeckt angenehm süßlich und ist abends für mich eine gute Alternative zum Tee.

Der Effekt von Roter Bete beruht darauf, dass sie Nitrate enthält, die durch den Speichel zu Nitrit reduziert werden. Dadurch werden die Gefäße erweitert und somit der Blutdruck gesenkt.

Die Blutdrucksenkung wirkt über einen Zeitraum von 24 Stunden. Sie hat keine dauerhaft heilende Wirkung, entlastet aber die Gefäße für einen bestimmten Zeitraum.

Knoblauch und Zwiebeln

Wenn man, so wie ich, Knoblauch mag, dann ist er eine gute Möglichkeit, den Blutdruck zu senken. Er erweitert die Blutgefäße und lässt den oberen Blutdruckwert etwa um 8 mmHg und den unteren um 5 mmHg sinken. Dafür muss man täglich eine kleine Knoblauchzehe essen, etwa 4 Gramm.

Da der Knoblauchgeruch für Kollegen und Mitmenschen nicht sonderlich angenehm ist, habe ich mein Essen nur am Freitagabend und am Samstag mit frischem Knoblauch versetzt, wenn ich die Woche über ins Büro musste.

Wer da weniger zimperlich ist, kann zumindest gegen den Knoblauch-Atem am nächsten Tag ein Glas Milch, am besten fetthaltige, trinken. Denn Milch vernichtet rund 50 Prozent der Schwefelverbindungen im Atem. Buttermilch funktioniert auch. Am besten trinkt man sie schon während des knoblauchhaltigen Essens.

Zusätzlich gibt es noch Chlorophyll-Tabletten, die man ohne Rezept in jeder Apotheke erhält. Sie helfen ebenfalls prima gegen den penetranten Knoblauchatem.

Wenn man sich auf diese SOS-Maßnahmen nicht verlassen möchte, kann man Knoblauch auch gut als geruchsneutrales Trockenpulver zu sich nehmen, und zwar täglich 600 bis 900 Milligramm Extrakt.

Bei Zwiebeln ist es der Inhaltsstoff Alliin, der bei Bluthochdruck und erhöhten Blutfettwerten einen positiven Effekt hat. Alliin verbessert die Fließeigenschaften des Blutes, womit verhindert wird, dass es zu schädlichen Ablagerungen in den Gefäßen kommt. Außerdem haben Zwiebeln antioxidative Eigenschaften, die dabei helfen, Gefäßschäden und Herzinfarkt vorzubeugen.

Wichtig ist, die Zwiebel schon eine Stunde vor der Verwendung zu schneiden und anzudrücken, so dass Saft austritt. Dadurch entstehen Enzyme, die Zwiebel fermentiert, sie gärt also. Diese Enzyme sind die eigentlichen Blutdrucksenker.

Den Zwiebelsaft und auch den Rest der Zwiebel ins Essen oder über einen Salat geben und fertig. Damit hat man ein hervorragendes Hausmittel gegen Bluthochdruck.

Honig und Apfelessig

Bei hohem Blutdruck ist Honig gut geeignet, wenn man sein Essen süßen will. Er enthält wichtige Mineralstoffe wie Eisen, Mangan, Bor, Magnesium, Kalzium, Natrium und Kalium, die den Blutdruck senken.

Darüber hinaus haben die fleißigen Bienchen ihn auch mit verschiedenen Aminosäuren und Vitaminen ausgestattet. Das macht ihn zu einem Super-Gesundheits-Produkt.

Honig erhöht nur indirekt den Blutzuckerspiegel und nicht direkt wie handelsüblicher Zucker. Außerdem wirkt er entspannend auf den Körper. Nur drei Esslöffel Honig täglich sorgen nachweislich dafür, dass weniger Stresshormone produziert werden und der Blutdruck gesenkt wird.

Auch Apfelessig ist einer meiner Partner im Kampf gegen hohen Blutdruck. Ich gebe zwei Teelöffel davon in ein Glas mit Wasser und zusätzlich für den weniger sauren Geschmack noch zwei Löffel Fruchtsaft oder Honig.

Nach dem Trinken spüle ich den Mund noch kurz mit Wasser aus, damit die Essigsäure auf Dauer nicht den Zahnschmelz angreifen kann.

Apfelessig enthält sehr viel Kalium. Dieses bringt den Körper dazu, vermehrt Kochsalz auszuscheiden. Durch die Verringerung des Salzes wird der Blutdruck gesenkt.

Zusätzlich zum Kalium enthält Apfelessig auch noch viele Vitamine und Mineralien. Es lohnt sich also in mehrfacher Hinsicht, ein bis zwei Gläser pro Tag zu trinken.

Stress

Bei hohem Blutdruck kann man eines auf keinen Fall gebrauchen: Stress.

So oder ähnlich würden es die meisten von uns unterschreiben. Stress ist etwas Negatives, etwas, das uns fertigmacht, ärgert, ermüdet, krank werden lässt.

Bei mir war Stress der Miesepeter, der auf meiner Schulter saß und mir misslaunig ins Ohr zeterte: Was für ein furchtbarer Tag! Und dann dieser schreckliche Job! Da will ich nicht mehr hin. Ich will keine nervigen Kollegen um mich herum haben, die mir ständig zusätzliche Arbeit aufhalsen. Keinen Chef, der aus eigener Unfähigkeit und Faulheit ständig alles auf mich abwälzt. Zuhause ist es auch nicht viel besser. Immer das ständige Einerlei: Haushalt, Familie, Essen, Fernsehen, ins Bett gehen. Es bleibt gar nichts übrig vom Tag. Und das Schlimmste: Morgen geht alles wieder von vorne los ...

Immer wenn ich so dachte, brauchte ich meinen Blutdruck gar nicht zu messen. Logisch, dass er zu hoch war. Ebenso klar, dass ich aus dieser Gedankenfalle schwer wieder herauskam.

Eigentlich wollte ich, dass sich alle anderen um mich herum änderten. Schließlich war ich krank, auch wenn die Blutdrucktabletten mir etwas Anderes vorgaukelten.

Nur mit Hilfe meines Calcium-Antagonisten konnte ich den Tag im Büro überstehen. Aber ich merkte, dass er ständig auf eine harte Probe gestellt wurde und nicht immer gut wirkte.

Mittags verließ ich oft fluchtartig das Büro, weil ich das Gefühl hatte, wie ein Dampfkochtopf unter Druck zu stehen. Ich fühlte mich aufgepulvert und gleichzeitig zitterig.

Nach den ersten Minuten draußen wurde es besser. Zwar noch nicht ganz gut, aber immerhin hatte ich noch 45 Minuten Pause vor mir. Die galt es zu nutzen, um wieder ruhig und entspannt zu werden. Und um den Blutdruck herunter zu bekommen. Denn der war bestimmt in schwindelerregender Höhe, wie ich mir oft ängstlich vorstellte.

Ich bin überzeugt, dass mein Eindruck auch stimmte. Gemessen habe ich meine Werte nie, denn das Gerät dafür lag zuhause. Und in eine Apotheke gehen und dort den Blutdruck messen lassen, wollte ich nicht.

Zum einen kam ich mir albern vor, zum anderen hatte ich auch Angst vor den Werten. Ich wollte nicht noch kränker sein und noch mehr Medikamente nehmen. Es musste mir einfach nur gelingen, den Stress besser abzubauen.

Also marschierte ich los und versuchte, mich mit kleinen Dingen abzulenken.

Ich schaute mir bei Karstadt die Buchauslagen an und blätterte einige durch. Oder ich ging in die Lebensmittelabteilung und kaufte mir einen Smoothie für die Gesundheit.

Manchmal, bei gutem Wetter, setzte ich mich auch einfach nur auf eine Parkbank in die Sonne oder auf dem Marktplatz an den plätschernden Brunnen.

Das half enorm. Sobald ich nicht mehr an die Firma dachte, sondern meinen Kopf bewusst mit schönen Dingen beschäftigte, war ich ruhig und entspannt. Selbst wenn ich nach der Pause wieder ins Büro kam, hielt das Gefühl der entspannten Leichtigkeit an. Etwas Unruhe verspürte ich zwar immer noch, aber eher eine angenehme Unruhe, fast wie Lampenfieber.

Bis zum Feierabend versuchte ich dann die Zeit mit weniger anstrengenden Aufgaben zu füllen. Die schwierigeren ließ ich für den nächsten Tag liegen, soweit es ging. Das klappte fast immer.

Abends in der Bahn nach Hause war ich dennoch müde und erschöpft. Ich wollte nur noch etwas Gutes als Belohnung für meine Plackerei essen, dann auf die Couch oder in den Gartenstuhl und überhaupt nichts mehr machen.

Hin und wieder raffte ich mich noch zu einer Runde um den See auf, aber das kostete mich schon erhebliche Überwindung.

Insgeheim war ich froh, wenn im Herbst die Tage kürzer wurden und ich als Ausrede die Dunkelheit vorschieben konnte.

Mein Mann ging immer öfter tagsüber ohne mich um den See, denn er konnte sich als

Selbständiger seine Zeit einteilen. Ich war gar nicht so böse deswegen.

Ich vermisste zwar unsere Gespräche, aber die Erschöpfung war stärker. Auch bildete ich mir ein, mein Körper bräuchte jetzt Ruhe und ich könnte ihm keinen Bewegungsstress mehr zumuten.

Das war einer meiner größten Fehler. Trotz dieses vermeintlichen Ausruhens stieg mein Blutdruck immer mehr. Ich fühlte mich ganz und gar nicht erholt, wenn ich nach einem scheinbar entspannten Abend auf der Couch morgens wieder raus musste. Eher im Gegenteil. Die Müdigkeit potenzierte sich bis zum Wochenende. Dann kam der Freizeitstress. Die Wäsche, die unter der Woche liegen blieb, Wohnung putzen, hier eine Geburtstagsfeier, da ein Gartenfest, Familientreffen, Garten-Großprojekte oder Renovierungsarbeiten ... Immer war etwas.

Richtig runter kam ich auch am Samstag und Sonntag nicht. Auch langes Ausschlafen oder das Glas Wein abends zur Entspannung waren keine Wunderwaffen. Es ging mir eigentlich immer schlechter.

Eines Morgens beim Aufwachen beschloss ich, dass sich etwas ändern müsste. Egal was, denn so konnte es nicht weitergehen.

Mir war klar, dass ich mich ändern musste. Vor allem musste ich meine Einstellung ändern.

Früher empfand ich arbeitsreiche Tage als erlebnisreich und nicht als stressig. Nun gut, ich war älter geworden und viele Dinge gingen mir nicht mehr so leicht von der Hand wie früher. Aber das ging schließlich auch den anderen so, wie mir Gleichaltrige bestätigten.

Ich versuchte, relaxter auf meine Kollegen zuzugehen. Denn sie würden mir sicher nicht den Gefallen tun, sich an meine Befindlichkeiten anzupassen. Im Gegenteil. Sie sahen in mir höchstens eine ständig unzufriedene Kollegin, die sich überlastet fühlte, obwohl doch alle anderen genauso viel zu tun hatten.

Auch mein Chef war natürlich nicht faul und unfähig, sondern gab nur Arbeit ab, die wiederum sein Vorgesetzter ihm aufgebrummt hatte.

Er hatte genau wie ich zu hohen Blutdruck und schluckte ebenfalls Tabletten. Allerdings fand er es im Gegensatz zu mir nicht weiter schlimm, von den Tabletten abhängig zu sein. Auch dass die Ärzte seinen Blutdruck nicht richtig in den Griff bekamen, sorgte ihn nicht. Er war ja in Behandlung und vertraute völlig auf die heilende Wirkung seiner Medikamente. Er arbeitete weiter bis spät in den Abend und ohne nennenswerte Pausen. Essen war nebensächlich. Ausreichend trinken leider auch.

Als sich die ersten Auswirkungen seines stark erhöhten Blutdrucks zeigten, blieb er nach außen hin ganz cool. Selbst als er wegen Netzhaut-Ablösung im rechten Auge zu einem Facharzt musste, belächelte er alle gut gemeinten Entspannungstipps nur.

Moderaten Sport tat er als zu langweilig ab. Wenn, dann musste es schon der Konkurrenzkampf beim 5-Kilometer-Firmen-Staffellauf sein, um dem Vorstand zu zeigen, wer den längeren Atem hatte. Radtouren am Wochenende mit der Familie gab es nur als Ganztages-Gewalttouren, mit denen er sich montags dann brüsten konnte.

Auch Reisen auf einsame Inseln waren für ihn nicht Erholung sondern Action. Kaum war der Koffer auf das Hotelbett geworfen, hatte er schon die ersten Wasserski- und Tennis-Kurse gebucht. Zwischendrin wurden natürlich hunderte Firmen-Emails gecheckt, beantwortet und neue Projekte angestoßen. Nicht, dass etwa noch die Vertretung daheim beruflich an ihm vorbeizog!

Auf einer dieser Reisen haute es ihn dann richtig um. Mit der Diagnose Niereninfarkt wurde er ins Hospital eingeliefert. Eine Nierenarterie hatte sich verschlossen und das Gewebe begann langsam abzusterben. Die Hälfte der Niere konnten die Ärzte retten, der Rest blieb für alle Zeiten geschädigt.

Ich muss jetzt nicht ausdrücklich erwähnen, dass er, kaum aus dem Krankenhaus entlassen und wieder dienstfähig, weitermachte wie bisher. Es gab ja schließlich auch für geschädigte Nieren die passenden Medikamente.

Dieses Beispiel mag drastisch erscheinen, es entspricht jedoch der oft gelebten Realität. Das Bewusstsein darüber, was Stress dem Körper antun kann, ist wenig verbreitet. Auch der Gedanke, dass nicht der Bluthochdruck tötet, sondern seine Folgen, hat die wenigsten Köpfe erreicht.

Bluthochdruck kann zwar mit Tabletten behandelt werden, aber diese sind nicht in der Lage, ihn zu heilen.

Die Ursachen liegen woanders. Nämlich in verengten und unflexiblen Gefäßen, die durch Fehlernährung, Bewegungsmangel und negativen Stress entstehen. Genau hier kann und muss man selbst ansetzen, um eine ständige Verschlechterung zu verhindern. Denn die Werte werden im Laufe der Jahre schlechter, auch mit Tabletten, das steht außer Frage.

Über eine Verbesserung des Blutdrucks durch Ernährung und Bewegung habe ich schon gesprochen. Bleibt noch die Stressbeseitigung.

Natürlich kann man nicht einfach seinen Job an den Nagel hängen und von heute auf morgen allem, was anstrengend ist, aus dem Weg gehen. Aber man kann seine Sicht auf die Dinge ändern. Denn das persönliche Wohlbefinden hängt stark davon ab, wie man eine angespannte Situation bewertet. Unser subjektiver Eindruck macht aus ihr negativen Stress, die Situation selbst ist es vielleicht aber gar nicht.

Nehmen wir mal an, wir sitzen zuhause in unserem Sessel, hören unseren Lieblingssender und knabbern dazu leckere Chips. Wir wären uns alle einig, dass dies pure Entspannung ist.

Nun stellen wir uns dieselbe Situation im Autositz im Verkehrsstau vor: Jetzt wird plötzlich die Ruhe zum zermürbenden Stress, weil wir das Gefühl haben, durch etwas außerhalb unseres Einflussbereichs zum Stillstand verdonnert zu sein.

Gestresst sind wir immer dann, wenn uns die Kontrolle abhandenkommt. Nichts lässt so viele Pendler verzweifeln wie die quälenden Minuten Stillstand im Auto oder in der Bahn, in denen man keinerlei Kontrolle über das weitere Fortkommen hat.

Mich haben die Verspätungen der Bahn auch immer genervt. Schließlich muss die Zeit nachgearbeitet werden, wenn man morgens zu spät in der Firma ist. Und bei der Rückfahrt geht sie vom Feierabend ab.

Doch wenn man diese Zeit des Stillstands als Erholung betrachtet, als Gelegenheit, sich auf das Kommende gedanklich vorzubereiten oder einfach nur als Ansporn, sich mit sich selbst auseinander zu setzen, dann ist die Wartezeit überhaupt nicht mehr schlimm.

Es kommt einfach darauf an, was wir persönlich als Stress betrachten. Vor allem aber ist am Stress nur eine Sache wirklich schädlich: Wenn wir uns selbst damit stressen.

Kleine Kniffe, um Stress zu umgehen, kennt jeder von uns. Ich persönlich habe versucht, mich erst einmal auf das zu konzentrieren, was ich wirklich verändern konnte und mich nicht von Unabänderlichem ärgern zu lassen.

Nicht ändern konnte ich beispielsweise, dass mein Büro an einer Hauptverkehrsstraße lag, die Bahn Verspätung hatte oder mein Chef ein unsortierter Mensch war.

Das musste ich erst einmal so akzeptieren. Alles andere wäre reine Zeit- und Kraftverschwendung gewesen. Diesen Punkt immerhin hatte ich schnell verstanden.

Tatsächlich ändern konnte ich auf jeden Fall meinen Anspruch an mich selbst. Es immer allen recht machen zu wollen, zu oft und zu allem Ja zu sagen, alles mit sich machen zu lassen, das waren meine Hauptprobleme. Diese musste ich lösen, um mir Freiraum zu verschaffen und Stress abzubauen.

Nun ändert man jahrelang antrainierte Verhaltensweisen nicht von heute auf morgen.

Das zeigte sich relativ schnell. Mir war unbehaglich, wenn ich Arbeit zurückgab mit dem Hinweis, dass diese nicht wirklich in mein Ressort fiel. Ich tat mich schwer damit, auch einmal anderen das morgendliche Kaffeekochen im Büro zu überlassen. Ich ging mit klopfendem Herzen und feuchten Händen zu meinem Chef, um mit ihm eine bessere und konstruktivere Zusammenarbeit zu besprechen. Ich fühlte mich unterlegen und abhängig. Auch meinte ich, einen Umschwung in der Art meiner Kollegen mir gegenüber wahrzunehmen.

Anfangs wirkten sie verdutzt wegen meines neu gewonnenen Selbstbewusstseins, das ich vor mir hertrug. Danach reagierten sie schnippisch und ärgerlich, weil ich nicht mehr so spurte, wie sie es kannten.

Letztlich jedoch wurden sie vorsichtiger im Umgang mit mir. Sie prüften jetzt genauer, mit welchen Aufträgen sie zu mir kamen.

Die Auftragsflut ebbte etwas ab. Auch waren meine Kollegen erfreuter und dankbarer, wenn ich mal eine Arbeit außerhalb der Reihe übernahm. Sie maßen meinen Entscheidungen jetzt einen anderen Wert bei.

Ich war zwar nicht mehr Everybody's Darling, dafür jedoch stillschweigend akzeptiert als ihresgleichen, als Entscheider und nicht als Befehlsempfänger.

Auch an die Gespräche mit meinem Chef ging ich nach und nach immer positiver heran. Anfänglich war er misstrauisch, weil er nicht verstand, wie meine Einstellungsänderung zustande gekommen war. Erst als wir uns im Gespräch beiläufig über das Thema Bluthochdruck unterhielten, horchte er auf. Obwohl er aus seiner Sicht gesundheitlich immer alles richtigmachte, fand er eine Stressreduzierung durch sinnvollere Arbeitsabläufe durchaus smart. Dass er auch Erfolge sehen wollte, stand natürlich außer Frage. Aber ich hatte jetzt einen besseren Zugang zu ihm, einen gemeinsamen Nenner, der Blutdruckreduzierung hieß.

Wir machten aus unserer gesundheitlichen Schwäche eine Stärke und fühlten uns als Vorreiter bei der Stressbekämpfung und im Gesundheitsdenken.

Nach und nach gewannen wir auch die Kollegen für unseren neuen Ansatz. Wir reichten gemeinsam beim Management den Wunsch nach salzärmerem und gesünderem Essen ein. Wir schlugen Obst- und Gemüsekörbe für die Mitarbeiter und Wasserspender in allen Abteilungsküchen vor. Die Obstkörbe bekamen wir sofort, die Wasserspender und das Kantinenessen wurden nach und nach in Angriff genommen.

Für das Thema Gesundheit kann man viele begeistern – aber nur die wenigsten werden selbst aktiv. Oft hält die Euphorie auch nicht lange an. Dann ist es plötzlich zu mühsam, das kostenlose Obst abends in den Kühlschrank zu stellen, damit es nicht vergammelt. Oder die Wasserspender sind nur noch halb so attraktiv, weil man jetzt lieber Mineralwasser hätte. Trotzdem sollte man sich nicht beirren lassen.

Solange man dabeibleibt, neue Ideen für die eigene Gesundheit auszubrüten und zu testen, ist man auf dem richtigen Weg. Falsch wäre, Bluthochdruck einfach hinzunehmen. Auch die ewige Einnahme von Tabletten sollte nie das Ziel sein. Tabletten sind wichtig, keine Frage. Sie nicht einzunehmen, wenn man gefährlich hohen Blutdruck hat, wäre reine Dummheit.

Ebenso sollte man sie nicht willkürlich absetzen, ohne mit anderen Maßnahmen erfolgreich zu sein. Aber man kann die Tablettendosis durch begleitende Maßnahmen verringern, wenn man sich ernsthaft mit Alternativen beschäftigt.

In vielen Fällen ist sogar ein kompletter Verzicht auf Blutdruckmedikamente möglich, da der Körper wieder gesundet ist. Und hinter allem steht: Hoher Blutdruck ist nur das äußere Signal dafür, dass in unserem Körper verheerende Zustände herrschen.

Diese Krankheitsursachen müssen beseitigt oder zumindest gemildert werden. Das schafft keine Tablette. Sie ist nur der Schalter, mit dem man die Warnung Bluthochdruck ausschaltet. Das System repariert man dadurch allerdings nicht.

Es ist, als würde man beim Auto das Warnlicht für die Bremsen einfach abschalten, ohne die Bremsen zu reparieren. Die defekten Bremsen bleiben gefährlich. Es ist dann nur eine Frage der Zeit, bis man den Karren sprichwörtlich an die Wand fährt.

Niemand von uns will an einem Herzinfarkt oder einem Schlaganfall sterben. Dennoch sind jährlich fast 10 Millionen Todesfälle weltweit auf Bluthochdruck zurückzuführen.

Da die größten Risikofaktoren für erhöhten Blutdruck mangelnde Bewegung, Übergewicht, ungesunde Ernährung, Stress und Alkoholkonsum sind, hat man alle Chancen für eine Heilung in der eigenen Hand.

Fangen Sie an! Es wird Ihnen gelingen. Da bin ich sicher.

Schlusswort

Ich hoffe, das Buch konnte Ihnen helfen und wertvolle Informationen liefern, Bluthochdruck besser zu verstehen und zu behandeln.

Wenn es Ihnen gefallen hat, würde ich mich über eine positive Bewertung freuen.

Besuchen Sie auch gern meine Website unter http://www.abvierzig.de.

Hier finden Sie weitere Infos und Bücher zu verschiedenen Krankheiten und deren Behandlung.

Selbstverständlich können Sie mir hier aber auch Fragen stellen. Soweit ich diese beantworten oder weiterhelfen kann, werde ich das gern tun.

Haftungsausschluss

Dieses Buch enthält allgemeine Informationen und Tipps. Die hier getroffenen Aussagen und Empfehlungen beinhalten kein Heilversprechen. Sie spiegeln lediglich meine persönlichen Ansichten und Erfahrungen wider. Für die in diesem Buch erwähnten medizinischen und therapeutischen Maßnahmen übernehme ich keine Haftung. Alle Maßnahmen zur Behandlung und Therapie sollten zudem immer zuerst mit einem Arzt abgeklärt werden.